Cabarbaye

MÉMOIRE

'SUR DES ACCIDENTS RÉSULTANT DE L'ADMINISTRATION DE

L'EAU DISTILLÉE DE LAURIER-CERISE.

MÉMOIRE

SUR DES ACCIDENTS RÉSULTANT DE L'ADMINISTRATION DE

L'EAU DISTILLÉE DE LAURIER-CERISE

CHEZ UNE FEMME DE V....., CANTON D'OULCHY-LE-CHATEAU

et, en général

SUR NOMBRE D'ACCIDENTS CAUSÉS PAR L'USAGE DE CETTE PRÉPARATION

Par M. CABARBAYE

Ancien élève de la Faculté de Médecine et de l'Hôpital
St-Louis de Paris, exerçant la méde-
cine à Hartennes.

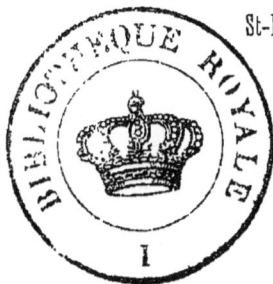

Soissons

IMPRIMERIE ET LITHOGRAPHIE DE VERET.

—

1847.

MÉMOIRE

SUR DES ACCIDENTS

RÉSULTANT DE L'ADMINISTRATION DE L'EAU DISTILLÉE DE LAURIER-CERISE

Mon inexpérience dans l'habitude d'écrire m'a laissé long-temps dans l'hésitation avant de mettre au jour un produit de ma plume. Mes lecteurs, ne s'occupant que du fonds, voudront bien m'accorder la plus grande indulgence pour la forme.

L'histoire dont je vais faire l'esquisse me paraît d'un si grand intérêt pour la science, que la crainte de mal expliquer ne saurait me retenir. Je vous prie donc, Monsieur le Rédacteur, si vous partagez mes opinions pour l'importance du fait, de vouloir bien insérer ce manuscrit dans un numéro de votre estimable journal.

Voici le fait : La femme B...., commune de V...., canton d'Oulchy-le-Château, âgée de 34 ans, d'un tempérament lymphatico-sanguin, d'une beauté et d'une stature remarquables, mère de huit enfants, était affectée depuis plusieurs années d'une douleur épigastrique qui n'était point exaspérée par la pression, ni par l'injestion des aliments. L'approche menstruelle semblait augmenter cette douleur; et aussi l'évacuation utérine semblait être moindre qu'avant la gastralgie. (C'est ainsi que j'ai crû devoir diagnostiquer cette maladie). Le dénuement et l'état de gêne où se trouvait la malade étaient cause qu'elle n'avait rien ou presque rien fait pour apporter soulagement à son mal. Mais, voyant l'approche des travaux de moisson, elle voulut consulter un médecin. Celui-ci ordonna de prendre plusieurs cuillerées à café par jour d'eau distillée de laurier-cerise, sans en limiter le nombre. Dès le même soir de l'ordonnance en date du 22 mai dernier, la malade en prit une cuillerée a café. La nuit ne fut pas mauvaise, au dire de cette malade. Le lendemain matin, 23 mai, elle en prit encore une cuillerée, et, peu de temps après, cette femme se trouva presque anéantie. Ainsi, des éblouissements, des tremblements de membres, et des convulsions de tout le corps, des battements de cœur et de l'artère aorte sur la région épigastrique, des bourdonnements d'oreilles : tout ce cortége effrayant faisait croire à la malade qu'elle allait en finir avec la vie.

Tout-à-coup un vomissement de bile, des déjections bilieuses par l'anus, avec un débordement prodigieux, vinrent apporter un peu de calme à l'état périlleux de la patiente. Il était environ dix heures du matin et le reste du jour se passa bien péniblement.

Croyant à l'innocuité de l'eau distillée de laurier-cerise, et bien loin de croire que cette substance fût pour quelque chose dans ce désordre, notre souffrante en prit encore une cuillerée le soir, 23, vers huit à neuf heures. Ici la malade ne peut me dire si le renouvellement de tous les désordres précités suivit immédiatement, comme au matin, l'administration de cette dernière cuillerée. Toutefois, le mari s'éveille à onze heures, trouve sa femme en proie aux convulsions. Le vomissement et les battements de cœur, de l'aorte abdominale se firent bientôt sentir ; puis vint éclater aussitôt un débordement de sang par les voies supérieures, par l'anus et la vulve, qui dura toute la nuit. La peau, recouverte d'un enduit poisseux, était froide sur tout le corps, et notamment aux extrémités.

Me trouvant à deux lieues de l'endroit, je n'arrivai auprès de la malade que vers cinq heures du matin. Là, je trouvai une figure mourante, des traits cadavéreux, la bouche béante pouvait à peine articuler quelques mots, tant il y avait de faiblesse. Le pouls était filiforme et insensible par instant; les mains, les pieds et la face étaient froids; le cou et le devant du corps étaient poisseux; le cœur, malgré la faiblesse du pouls, semblait battre assez fort; il semblait se remuer dans une grande étendue, derrière les côtes sternales; l'aorte abdominale paraissait avoir son impulsion dans la région épigastrique et battait aussi avec force devant le corps des vertèbres; le ventre, flasque naturellement, opposait une raideur manifeste à l'endroit des muscles sterno-pubiens; il était en outre très-douloureux dans toute son étendue; la région de l'estomac était encore plus sensible; les bras, presque toujours en mouvement, contrastaient singulièrement avec la face qui paraissait inerte; les yeux surtout ne pouvaient se dévier. Je questionnai le mari et les assistants; c'est la malade qui me répondit en faisant les plus grands efforts, mais avec une précision des plus remarquables.

Le mari me montra ensuite l'ordonnance et le flacon; alors je ne pus me dissuader que ce ne fût l'eau distillée de laurier-cerise à laquelle il fallait attribuer ces accidents; partant, quelle médication devais-je prescrire? Fallait-il employer les vomitifs? mais la malade avait vomi toute la nuit depuis l'administration de l'eau. Donc, le principe actif était expulsé ou absorbé. Fallait-il se servir de sulfate de zinc, comme le prescrit M. Magendie, ou bien l'antidote que conseille le toxicologiste anglais, M. Smith, qui con-

siste en un composé de proto-sesqui-oxyde de fer et de car-
bonate de soude, aidé par le chlore, ainsi que le conseille
M. Larroque, préparateur de chimie, à l'École de pharma-
cie de Paris? mais l'estomac était très douloureux, et il res-
tait encore du hoquet, et l'ingestion de la substance la plus
légère aurait provoqué des vomissements. Ensuite, il faut
considérer que le médecin de campagne ne saurait, à deux
lieues de sa résidence, se trouver muni des prétendus an-
tidotes, et sur la vertu desquels, pour mon compte, je
possède une bien petite confiance ; à la réserve pourtant des
vomitifs, quand le malade n'a pas encore vomi. Fallait-il
pratiquer une saignée, soit par la phlébotomie, soit par les
sangsues? L'hémorrhagie foudroyante par toutes les voies, à
laquelle la malade avait été en proie toute la nuit ; le suin-
tement sanguin par la vulve, qui continuait et qui ne cessa
de couler que vers le 25 ; la faiblesse portée au dernier
point : tous ces incidents vinrent contre-indiquer ce moyen.
Je me contentai donc de prescrire des frictions sèches sur
les membres, des boissons d'orge et de tilleul, des lavements avec des feuilles de mauve et des fleurs de coquelicot ;
je pense, en effet, que tout autre traitement aurait été plus
nuisible qu'avantageux. Au moyen de cette médication ex-
pectante, la malade semblait se soustraire peu à peu à la mort
qui paraissait inévitable aux yeux de tous les assistants qui
vinrent passer auprès de cette femme une partie de la nuit
du 22 au 23: Mon pronostic était embarrassant. Je dus
communiquer mes craintes et demander l'assistance du
médecin qui avait ordonné l'eau distillée de laurier-cerise.
Avant d'aller plus loin, je dois proclamer ici que ce médecin est un homme de mérite ; que, s'il y a eu accident à la
suite de l'ordonnance, il faut l'imputer à l'infidélité de la
substance, et non à l'ordonnance même. Des hommes du
premier mérite, ont employé l'eau distillée de laurier-
cerise, et quelques-uns parmi eux en ont promis un grand

résultat. Peut-être un jour, un composé nouveau de cette substance viendra-t-il réaliser cet espoir promis.....

Je raconte un fait pour l'intérêt de la science, et je n'accuse personne. L'auteur de l'ordonnance serait au besoin l'homme de mon choix.

Ce médecin vint en effet le 25 au soir : la malade était faible, pourtant assez calme ; la douleur épigastrique et dorsale persistait avec plus de force qu'avant l'administration du médicament ; le pouls était toujours insolite. Le médecin consultant, et qui était l'auteur de l'ordonnance du laurier-cerise, loin d'attribuer à cette substance l'effet raconté, semblait, sinon le prescrire de nouveau, au moins éloigner de l'idée qu'elle participât aux accidents précités. De là, un doute, une incertitude pour le mari de la malade, qui ne connaissait pas au juste le sujet de la visite du médecin qui déjà avait donné la consultation plusieurs jours avant.

Une explication eut lieu ; je devais protester contre l'eau distillée de laurier-cerise, de peur qu'un nouvel accident ne vînt renouveler des désordres irrépressibles chez cette malade. Mais il fallait voiler les termes de la discussion afin que cette femme ne se doutât pas du danger d'où elle sortait à peine. Il fut arrêté par ce médecin qu'il serait posé des sangsues sur l'épigastre. Je n'approuvai point cette médication, à cause de l'anémie qui avait résulté du sang déjà perdu ; ensuite je ne voyais ici rien qui pût faire déceler une maladie de nature inflammatoire. La consultation se passa sans délibération importante.

Il était probable que tout, à partir de ce jour, devait marcher dans une bonne voie, sinon d'une manière rapide, au moins lentement, puisque tout symptôme alarmant était assoupi ; il n'en fut rien : le 26 à onze heures du matin, un accès pernicieux vint encore tout compromettre. Cet accès n'était en rien semblable à ceux qui avaient suivi l'administration de l'eau distillée de laurier-cerise : ici, point de vomissement, point de battement de cœur, point de convulsion, point d'hémorrhagie, mais un froid glacial par tout le corps, grande gêne de la respiration, de la surdité, absence presque complète de la circulation, figure plombée, étaient l'indice d'une asphyxie commençante.

La malade demeura ainsi anéantie pendant environ deux heures et demie. J'étais arrivé au lit de cette malade avant que l'accès algide ne passât à celui de la chaleur; mon diagnostic et mon pronostic devinrent plus embarrassants que jamais. Je demandai à voir le flacon de laurier-cerise. Le regardant avec anxiété, le mari m'assura qu'il n'avait même pas été débouché.

On frictionna encore, comme on l'avait fait dans l'accès du 23 ; et enfin, insensiblement, la chaleur se ranima avec la circulation. Un mal de tête suivit cette succession de symptômes avec une abondante sueur. Certes, tout médecin qui lira ce mémoire, ne saurait que reconnaître dans ce qui précède, et qui s'est passé le jour du 26, la narration d'un accès de fièvre pernicieuse des plus caractérisées sur la personne de la femme B..., et après tous ces incidents, le laurier-cerise ne saurait rendre compte de cet accès du 26 mai.

Pour mon compte, je ne puis être de cet avis, et je crois fermement que l'agent qui a provoqué un désordre sur l'économie pendant quatre jours, a dû infailliblement agir sur l'hématose et sur l'innervation de la même manière que l'intoxication de l'émanation putride des lieux marécageux y agissent eux-mêmes. L'un et l'autre sont des modificateurs qui me paraissent similaires.

Fontana comparait l'action de l'eau du laurier-cerise, à celle de la morsure de la vipère.

Celle de cette dernière frappait d'abord sur le système sanguin, tandis que je pense que le laurier-cerise affecte, en premier lieu, l'épanouissement nerveux ; mais je reviendrai plus tard sur cette opinion.

Il fut, ainsi que je l'ai marqué plus haut, protesté contre l'usage des sangsues, et, étant resté le directeur de la malade, je me voyais dans une fausse position, que la force des choses avait amenée. Ma première pensée fut d'administrer du sulfate de quinine à haute dose, pour prévenir une attaque qui, infailliblement, aurait entraîné la malade au tombeau ; mais, en prenant cette détermination, j'assumais, en cas d'insuccès, une responsabilité trop grave. Je crus devoir m'adjoindre un homme éclairé, pour consulter son avis. M. Danton, docteur en médecine à Fère-en-Tardenois, vint en effet le 27 ; et nous administrâmes deux grammes de sulfate de quinine en lavements, à partager en 4 jours. A partir de cette époque, l'accès disparut et ne revint plus. Mais la douleur épigastrique et dorsale dure toujours.

Je n'oserais me prononcer, à savoir si cette douleur est due au laurier-cerise ou à l'ancienne gastralgie. Si je ne craignais de fatiguer mes lecteurs, je parlerais ici des symptômes d'empoisonnement par les divers miasmes putrides qui s'exhalent des marais et autres lieux infects, dont l'effet ordinaire est de créer des accès de fièvres intermittentes plus ou moins pernicieux ; et l'état méphytique où se trouvent les organes après l'administration d'un modificateur délétère aussi puissant que l'est le laurier-cerise. Certes, le médecin physiologiste ne saurait révoquer en doute la formation d'accès pernicieux, après les graves désordres qu'aurait causés un agent tel que le laurier-cerise. Mais je laisse cette lacune, espérant qu'une plume plus exercée que la mienne en fera un sujet digne de l'importance de la matière.

Je vais tâcher d'établir la théorie des désordres fonctionnels éprouvés par la femme B..., et dont les symptômes sont rapportés aux pages 6 et 7 de cet ouvrage ; j'émettrai également l'opinion des auteurs qui ont expérimenté l'effet du laurier-cerise dans ses diverses préparations.

Quel phénomène remarquable de voir le travail délétère du végétal, contre le stimulus de la vie ! Ce travail s'effectuant dans l'estomac d'abord, et le canal intestinal ensuite, devait nécessairement provoquer une surexcitation anormale dans les ganglions semi-lunaires et plexus solaires, puisque ces organes nerveux jouent un si grand rôle dans le système de la vie assimilatrice. Et s'il est vrai que l'eau distillée de laurier-cerise, quand elle est donnée à une assez forte dose pour produire la mort, ne laisse pas de trace (quoique M. Fodere fasse mention de l'irritation de la muqueuse gastrique sur deux domestiques empoisonnés à Turin, au moyen de l'eau distillée), ne doit-on pas admettre que le principe toxique, en touchant l'épanouissement de la muqueuse, semble électriser le fluide nerveux pour produire un désordre qui ne s'effectue d'abord que sur les follicules, pour aussitôt, au moyen des nombreux plexus et ganglions nerveux dont l'ensemble forme le grand sympathique, s'irradier dans tous les organes. Ainsi, les fonctions de l'appareil biliaire seront perverties par le plexus hépathique ; celles de la rate et du pancréas, par le splénique ; celles des intestins grêles, colons, cœcums et des reins, par les plexus diaphragmatiques, mésantériques et émulgents ; celles de l'utérus, par les plexus sacrés ; celles du cœur et du poumon , par l'insertion du pneumo-gastrique , du grand et du petit splanchnique et des plexus déjà nommés. C'est donc au moyen de ces plexus et ganglions nerveux que je viens d'énumérer, qui, après s'être presque tous anastomosés avec les branches antérieures des nerfs rachidiens, que les fonctions des organes digestifs, circulatoires et respiratoires , qui ne font qu'un tout entièrement dépendant et presque inséparable, se trouvent perverties, ou totalement anéanties, suivant la dose de laurier-cerise. C'est en paralisant ce que Bichat nomme contractilité organique, ce que Broussais désigne sous le nom de sympathie de continuité et de contiguïté, que le laurier-cerise exerce son action délétère (*Contractilité organique* de Bichat ; *Sympathie de continuité et de contiguïté* de Broussais); c'est en paralysant cette contractilité, cette sympathie, ou en pervertissant ces mouvements , suivant que la dose de laurier-cerise serait plus ou moins forte, ou plus ou moins chargée de principes toxiques, que le désordre fonctionnel est plus ou moins prompt.

Mais le laurier-cerise agit-il de la même manière que les narcotiques en général, ainsi que l'ont annoncé plusieurs toxicologistes ? Je pense que le laurier-cerise offre des variétés d'action qu'on ne voit point dans l'intoxication des narcotiques. D'abord, ces derniers, quoique à haute dose , mettent un assez long temps pour enrayer la vie; tandis que le laurier-cerise, quand il contient assez d'acide prussique, ou d'huile propre à ce végétal, tue presque à l'instant. A quel signe pouvez-vous reconnaître que l'eau distillée de laurier-cerise est bien ou mal filtrée et, par conséquent, incapable de nuire ? — Eh bien, vient-on répondre , quand le flacon débouché exhalera une forte odeur d'amande amère , on pourra croire qu'il reste en dissolution de l'acide prussique ; et, quand la surface du liquide sera colorée par une petite auréole huileuse, vous pourrez croire qu'il reste de l'huile active; par conséquent, des principes peu rassurants pour les malades. — L'observation faite sur la femme B... a ceci de curieux, et qui n'a pas été, que je sache, déjà observé : l'hémorrhagie universelle de toutes les membranes muqueuses, à l'exclusion de celles des yeux et des oreilles. On dira qu'il serait possible qu'elle fût arrivée peut-être sans l'administration d'aucun médicament, mais alors, pourquoi la malade B... n'a-t-elle point vomi du sang, le jour du 23 mai, comme elle a vomi de la bile? pourquoi n'a-t-elle pas évacué par les autres voies, comme elle a évacué une énorme quantité d'excréments, de bile et chyle? Ne serait-il pas admissible de croire que la première cuillerée, sans doute peu forte, donnée le 22 au soir, après le souper, se serait mélangée dans les aliments et qu'au lieu de produire un désordre, l'effet en serait passé inaperçu; que la deuxième cuillerée, prise le 23 au matin à jeun, aurait produit les symptômes mentionnés pages 5, 6 et 7, et qu'enfin la troisième cuillerée serait venue porter la surexcitation à son comble; de là l'hémorrhagie générale et tous les autres désordres précités?...

Enfin, trouve-t-on dans la classe des narcotiques, des substances dont l'action physiologique ou anormale puisse être comparée à celle du laurier-cerise? En examinant l'ensemble des symptômes, on voit quelque ressemblance, mais si on expérimente chaque narcotique séparément sur les animaux, d'après l'avis même des auteurs, et qu'on fasse la comparaison des symptômes avec ceux résultant de l'administration du laurier-cerise, on voit une différence très-évidente. Ainsi, l'opium et ses diverses préparations, par exemple, produisent presque toujours le narcotisme, l'assoupissement, des rêves plus ou moins fatigants.

Le laurier-cerise produit la douleur, les convulsions, l'insomnie, sans altérer l'intelligence. La jusquiame, avec telle partie du corps qu'elle ait été mise en contact, étant cueillie en pleine végétation, produit une espèce d'aliénation mentale qui, quand elle ne devient pas funeste, se termine par une espèce de stupéfaction. On passerait en revue tous les autres narcotiques et les narcotico-âcres, que l'on verrait une différence qui laisse au laurier-cerise son stigmate d'action.

Environ six semaines après les accidents éprouvés par la femme B..., le mari de cette femme voulut savoir à quoi s'en tenir sur le contenu du flacon d'eau distillée de laurier-cerise qui était soupçonné pour avoir causé des accidents à son épouse. Un dimanche, il en prit quatre à cinq gouttes dans un peu d'eau ; peu de temps après, il lui arriva un bourdonnement d'oreilles et une cécité qui lui dura trois heures. Ce nouveau fait épouvanta tellement la femme B... que, malgré qu'elle eût promis de livrer le flacon pour expérimenter sur un ou deux lapins, elle a depuis refusé, disant que les douleurs qu'elle éprouvait la laisseraient dans un doute trop pénible, de savoir si elle les devait à son ancienne maladie où à l'action de l'eau du flacon. Il n'y a pas de doute que la douleur existante ne soit la même que celle pour laquelle cette femme avait consulté avant l'administration de l'eau distillée.

Opinion des auteurs sur la propriété toxique de l'eau distillée de laurier-cerise.

C'est M. Deslonchamps (*Dictionnaire des sciences médicales*, tome 27, page 325) :

« Dans tous les essais qui ont été faits sur l'eau distillée
» de laurier-cerise, on voit les animaux qui y sont soumis
» périr plus ou moins promptement, toutes les fois que
» cette eau qu'on leur a fait prendre n'a pas été extrèmement
» faible. Les symptômes varient suivant la quantité et la
» concentration du poison, suivant l'âge et la force de
» l'animal. Le plus souvent, un état de paralysie lui succède ;
» c'est quand la dose a été peu considérable que les convul-
» sions sont le plus marquées. » (La femme B... a éprouvé des
convulsions pendant plusieurs heures en deux reprises,
le jour du 23 et la nuit du 23 au 24 juin). « La tête et la
» queue de l'animal se trouvent quelquefois tout-à-fait
» rapprochées par leur violence. Bientôt il ne peut mar-
» cher qu'en chancelant ; les membres postérieurs d'abord
» et ensuite les antérieurs perdent le mouvement. Il se
» conserve plus longtemps dans la tête et le cou, qui sont
» au contraire agités en tous sens. Dans cet état cependant
» l'animal voit et entend, » (la femme B..., dans le plus fort
de ses crises, entendait, voyait et conservait surtout une
lucidité d'esprit remarquable) « et ses membres se meu-
» vent si on les pique ou les presse.

« Quelques-uns éprouvent des vomissements, d'autres des
» déjections alvines, d'autres urinent copieusement. Dans
» tous, la respiration est difficile. » (Celle de la femme B...
ne le paraissait point.) « Ceux qui vomissent sur-le-champ
» échappent quelquefois. » (Je crois que la femme B...
doit son salut aux vomissements qu'elle a éprouvés).

Si la dose d'eau distillée de l'aurier-cerise a été forte, la mort est très prompte, et n'est souvent accompagnée, ni de convulsions, ni de raideur de membres.

J'ai dit quelque part que le célèbre Fontana comparait l'action du laurier-cerise à l'effet de la morsure de la vipère et du serpent. Cette assertion mérite, ce me semble, rectification, ou au moins ne doit être admise qu'avec restriction. Ainsi, l'assurance que le laurier-cerise tue en pervertissant la masse sanguine, comme le fait la morsure de la vipère ; j'oserai penser qu'il n'en est pas tout-à-fait ainsi : la morsure de ces reptiles produit sur-le-champ des gonflements œdémateux, une inflammation d'où découle une liqueur sanieuse de mauvais caractère ; des phlyctènes semblables à celles produites par la brûlure. La peau se couvre de taches livides, une jaunisse s'empare de tout le corps et la mort ne vient que plusieurs heures ou plusieurs jours après la morsure, et assez souvent même le blessé guérit malgré l'état de décomposition gangréneuse où il se trouve.

Il n'en est pas de même de l'action du laurier-cerise ; quand la dose et la quantité de ce végétal sont dans les conditions voulues, celui qui en prend, n'importe par quelle voie, ne doit son salut qu'au vomissement ou à son expulsion. Mais la décomposition des humeurs ne ressemble en rien à celle causée par le venin de la vipère ; ainsi, point de gonflements, point d'œdème, point de phlyctènes gangréneuses, etc., comme on le voit dans la morsure de la couleuvre. Nous voyons donc, par ce qui précède, une grande différence sur l'action de ces deux poisons.

Ainsi, d'après nous, le venin des reptiles agit seulement sur la sanguification avant de produire de ravage sur les

organes, et, le laurier-cerise agit sur le système nerveux
et la moelle épinière, avant d'affecter la masse sanguine;
mais la transition de l'un à l'autre me paraît de courte durée.

La théorie de Fontana, bien que légèrement différente de
la nôtre, vient à merveille justifier l'accès pernicieux dont
la femme B... a été frappée trois jours après les désordres
éprouvés le 23 juin, à la suite des cuillerées d'eau distillée
de laurier-cerise.

Modificateur puissant, le laurier-cerise a été de temps
immémorial un sujet de convoitise pour quelques médecins
de grand nom. Ces hommes espéraient trouver dans son
eau, un stomachique, un calmant; vaine espérance! au
moment où le médecin pense obtenir un succès, il éprouve
un revers. M. le professeur Alibert raconte la déception
de plusieurs médecins des plus recommandables de
l'époque; écoutons-le :

« Les feuilles de laurier-cerise, accréditées d'abord
» comme un bon stomachique par Duhamel et Brown-Lan-
» guish, furent bientôt après, dénoncées comme un des
» poisons des plus actifs et des plus terribles du règne vé-
» gétal. Ce fut Madden, médecin de Dublin, qui, le pre-
» mier, frappé des effets épouvantables de ce poison, donna
» l'éveil aux médecins. De nombreuses observations vin-
» rent apporter de nouvelles lumières. Madden ne tarda
» point à procéder à de nouvelles recherches; ses diverses
» expériences furent communiquées à la Société royale de
» Londres, répétées avec le même succès et publiées en
» 1731, par Mortimer, secrétaire de cette société. Brown-
» Languish les reprit en 1733; il les varia sur plusieurs
» animaux et en obtint des résultats analogues. Les expé-
» riences de Duhamel eurent un même résultat. » On
voit donc que ces deux derniers auteurs sont revenus en

1733 d'une erreur qu'ils avaient accréditée peu de temps avant. Honneur à ces hommes candides !

On trouve dans le volume 37, par Madden : « Deux
» femmes auxquelles on avait donné de l'eau de lau-
» rier-cerise pour un excellent cordial, en burent avec con-
» fiance. L'une d'elles en ayant bu 10 à 11 gros (environ
» deux bonnes cuillerées), ne tarda pas à éprouver de vio-
» lentes douleurs d'estomac. Elle perdit ensuite la parole,
» et, environ une heure après, elle mourut sans convulsions,
» sans vomissements, sans déjections alvines. L'autre, qui
» n'en avait bu qu'une cuillerée, fut sauvée par un vomitif.
» Une troisième femme, qui en avait bu aussi pour prouver
» l'innocuité de cette eau, mourut en peu d'instants, sans
» aucun mouvement convulsif, et même sans aucune
» plainte.

» Un jeune homme, dit encore Madden, prenant par
» mégarde une fiole d'eau distillée de laurier-cerise pour
» celle qui contenait une tisane qui lui avait été prescrite,
» en but une partie ; il mourut au bout de quelques mi-
» nutes, après de violentes douleurs d'estomac. »

Je trouve dans le *Grand dictionnaire des sciences médicales*, tome 27, page 328, le détail suivant : « Le désir
» d'un ample héritage porta un officier anglais à mêler de
» l'eau distillée de laurier-cerise à une médecine que de-
» vait prendre un jeune homme, son parent. La malheu-
» reuse victime ne vécut pas plus d'un quart-d'heure. »

« Tandis que je faisais mes cours à Turin, dit M. Fodere
» (*Médecine légale*, tome 4, page 27, 2ᵉ édition), la femme
» de chambre et un domestique d'une maison noble de
» cette ville dérobèrent, par gourmandise, à leur maî-
» tresse, une bouteille d'eau distillée de laurier-cerise,

» qu'ils prirent pour un excellent cordial. Craignant d'être
» surpris, ils se hâtèrent d'en avaler l'un après l'autre plu-
» sieurs gorgées. Mais ils payèrent bientôt le prix de leur
» infidélité, car ils périrent presque sur-le-champ avec des
» convulsions. Leurs cadavres ayant été ouverts, on trouva
» l'estomac légèrement enflammé, et le reste dans l'état
» sain. »

Je continue mes citations, que je prends encore dans le
Grand dictionnaire des sciences médicales.

« Un rapport de John Rutty, un apothicaire anglais,
» croyant la substitution de l'eau distillée de laurier-cerise
» innocente, en donna à une jeune fille de 18 ans pour de l'eau
» de cerises noires. L'infortunée en avait à peine bu deux cuil-
» lerées qu'elle tomba tout-à-coup sans connaisance, qu'elle
» éprouva des convulsions et mourut en très peu de temps,
» sans qu'il fût possible de lui apporter aucun secours. »

La *Gazette médicale* de Montpellier, de juillet et août 1842,
rapporte le fait suivant :

« Un pharmacien inhabile avait substitué l'eau distillée
» de laurier-cerise à l'eau de cerises noires, qui avait
» été prescrite par le médecin ; la malade à qui on en ad-
» ministra une demi-cuillerée, succomba au bout de dix
» minutes. Un instant avant la mort de la petite malade,
» le médecin qui avait ordonné l'eau de cerises noires,
» arrive pour porter secours, et voyant toute tentative inu-
» tile, demande à voir le flacon. Ayant reconnu à l'odeur
» que ce flacon contenait de l'eau de laurier-cerise, il
» s'écrie à l'empoisonnement. La justice en est instruite.
» MM. Gérhart, professeur de chimie à la Faculté des scien-
» ces de Montpellier, et Martin, professeur de physique
» et de chimie au Collége royal, aussi de Montpellier, ont

» été chargés par l'autorité d'analyser la potion incriminée,
» et de constater le fait d'empoisonnement sur le cadavre ;
» pour apprécier l'effet de la potion , ils prirent trois lapins
» vigoureux et de grosse taille. Ils firent avaler à chacun
» d'eux une petite cuillerée à café de cette potion ; et trois
» minutes après, les trois animaux étaient morts ; l'un
» d'eux sans faire le moindre mouvement.

» Des échantillons d'eau de laurier-cerise furent pris chez
» trois pharmaciens de Montpellier , MM. F..., C... et G...;
» ces eaux expérimentées sur les lapins ne produisirent
» aucun symptôme d'empoisonnement. Mais voici le fait
» qui va éclaircir la question :

» Une cuillerée à café d'une eau de laurier-cerise , prise
» dans l'officine de M. F..., chez qui on s'était procuré la
» potion qui avait tué l'enfant , fut introduite dans l'œso-
» phage d'un lapin très fort ; aussitôt il poussa des cris, se
» tordit violemment, renversa la tête, et succomba dans
» l'espace de quelques minutes en proie à des convulsions
» très-douloureuses. Pareil résultat fut obtenu dans un
» autre essai où l'eau de laurier-cerise de M. F... fut admi-
» nistrée à un lapin qui avait pris une cuillerée d'eau de
» M. C.... sans avoir ressenti la moindre atteinte d'empoi-
» sonnement. Mais comment se fait-il donc que l'eau de
» laurier-cerise du pharmacien F.... fut mortelle, tandis
» que celle des trois autres pharmaciens était innocente ?
» Cette espèce de contradiction s'explique parfaitement
» dans les pages qui ont précédé. »

Je dois ajouter : Pourtant, bien que l'eau distillée de
laurier-cerise eût été préparée en temps opportun et d'a-
près toutes les règles du Codex ; en supposant également
que les feuilles de cet arbrisseau aient été récoltées sur un

sol propice à la production de l'acide prussique, le seul fait
de l'ancienneté de l'eau distillée et surtout celui de débou-
cher souvent le flacon qui la contient suffit pour que cette
eau devienne inerte. Quant à l'huile essentielle, qui est
aussi active que l'acide prussique, on la fait disparaître
presque complètement par le moyen de la distillation et de
la filtration. L'opinion que j'émets ici est, en partie, puisée
dans le rapport médico-légal de MM. Gérhart et Martin déjà
cité. Voici ce que disent ces messieurs : « Il ne faut pas per-
» dre de vue que les eaux distillées de laurier-cerise dimi-
» nuent peu à peu de force, et cela surtout lorsque les flacons
» qui la renferment sont souvent débouchés. Deux analyses
» faites à huit jours d'intervalle ont donné des différences
» fort tranchées. »

Il ne saurait donc y avoir de doute que l'action vénéneuse
de l'eau distillée de laurier-cerise ne dépendît de l'époque
rapprochée où elle aurait été confectionnée, ou de la saison
où on aurait cueilli les feuilles (qui est en mai et juin), ou de
la nature du terrain qui aurait produit le végétal. Inutile
de rapporter les expériences de M. Emmert qui a étudié
avec soin les effets de ce végétal sur nombre de classes d'a-
nimaux. MM. Orfila, Coulon et Magendie ont encore donné
plus d'étendue à leurs expériences et toutes ont abouti au
même résultat.

Propriétés médicinales du laurier-cerise.

Duhamel et Brown-Languish firent l'éloge pendant un
temps de l'eau distillée comme d'un bon stomachique; mais,

détrompés par des revers malheureux et par de nouvelles expériences, ces médecins avouèrent leur erreur dans un mémoire en date de 1773.

M. Robert, chimiste distingué et pharmacien à Rouen, a donné et pris lui-même des doses énormes d'eau distillée de laurier-cerise sans en être incommodé, ni les animaux soumis à l'expérience. Pour le lecteur attentif, ceci ne saurait infirmer en rien sur ce qui a été avancé. Mais M. Robert fait-il l'éloge de l'eau distillée de laurier-cerise pour Combattre ou amoindrir quelque maladie ? Nullement !

M. le professeur Fouquier, de Paris, a également administré l'eau distillée de laurier-cerise à haute dose, en procédant par degrés, sans accidents marqués ; mais les feuilles que l'on employait contenaient-elles de l'acide prussique ? Un ou deux faits négatifs ne sauraient détruire la règle générale, surtout quand on trouve dans les faits mêmes les motifs de cette négation ou affirmation !

En Italie, on a préconisé pendant un temps l'eau distillée de laurier-cerise comme un contre-stimulant. En Belgique et en Angleterre, on a fait des expériences avec ce végétal contre les maladies des poumons, ou, en particulier, les ulcérations de cet organe, contre l'hydrophobie. Eh bien ! tous ces essais ont été sans résultat avantageux, et l'usage du laurier-cerise dans ces pays est aujourd'hui en discrédit.

Il est un grand esprit qui a dit quelque part : « Le laurier-cerise a une action trop terrible sur l'économie animale, pour ne pas devoir en espérer quelque jour un grand remède à nos maux. Eh bien ! attendons qu'un nouvel Archimède ait découvert d'abord les moyens de le rendre innocent (vainement invoquerait-on sa filtration), et puis son efficacité dans quelque maladie : jusque là , ayons la prudence de n'en pas faire usage. »

Des auteurs qui ont prononcé l'exclusion du laurier-cerise de la matière médicale.

M. Deslongchamps, tome 27, p. 336 du *Grand diction-naire* déjà cité : « En attendant que son usage (l'eau distil-
» lée de laurier-cerise) soit mieux déterminé, ce que peut
» faire de plus sage le grand nombre des praticiens est cer-
» tainement de s'en abstenir. »

M. le professeur Alibert, médecin en chef de l'hôpital Saint-Louis, à Paris, s'exprime ainsi dans son *Traité de thérapeutique,* tome 1, page 467, cinquième édition : « Mais
» est-il besoin de recourir à un semblable moyen (toujours de
» l'eau distillée de laurier-cerise), puisque nous possédons
» une foule d'autres substances plus efficaces, et qui ne
» font point courir les mêmes dangers ? »

MM. Gérhart et Martin, professeurs à Montpellier, déjà nommés p. 24, disent en terminant leur rapport médico-lé-gal : « Tout, dans cette malheureuse affaire, prouve combien
» l'eau de laurier-cerise est un médicament infidèle et qu'il
» serait prudent peut-être *de rayer du formulaire*, jusqu'à
» ce que sa préparation offre de meilleures garanties d'ap-
» préciation. »

Or, le même procédé est employé aujourd'hui de la même manière qu'il l'était il y a quatre ans. Pour purifier l'eau distillée de laurier-cerise, on la filtre toujours de la même manière.

Le grand-duc de Toscane, Léopold, ayant fait expérimenter sous ses yeux l'eau distillée de laurier-cerise par les médecins les plus dignes de sa confiance, en fit interdire la vente et la fabrication dans l'étendue de ses états, déclarant cette substance très-dangereuse.

Je viens de citer textuellement l'arrêt de quelques auteurs, parmi un grand nombre où j'ai choisi. Tous, d'une voix unanime, prononcent la réprobation du laurier-cerise.

Où trouverais-je maintenant un ouvrage sérieux qui en fasse l'éloge? J'ai beau chercher parmi tout ce qu'il y a de plus recommandable, je n'y trouve que doute, que terreur, que proscription !

Conservons la plus grande vénération, un culte même, pour une substance si terrible qu'elle puisse être, si, en la dirigeant avec prudence et discernement, on peut espérer de son emploi un remède puissant pour soulager nos maux. Mais protestons fermement, quand, à côté de ce qui est dangereux, l'espoir du soulagement ne peut même pas trouver le moyen de faire illusion !

Arrière donc le laurier-cerise de la matière médicale !

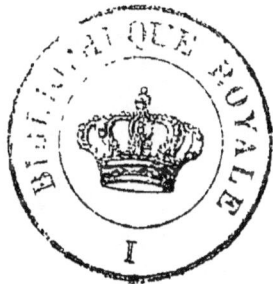

FIN.

www.ingramcontent.com/pod-product-compliance
Lightning Source LLC
Chambersburg PA
CBHW070803220326
41520CB00053B/4781